BEI GRIN MACHT SICH IHR
WISSEN BEZAHLT

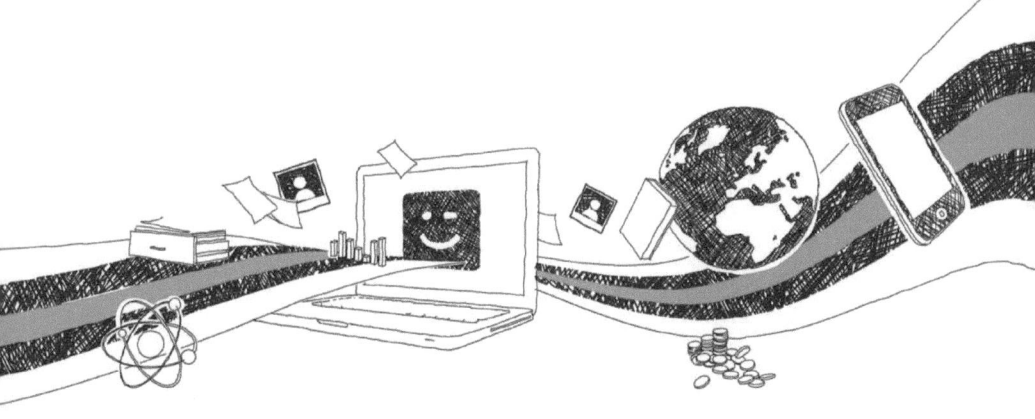
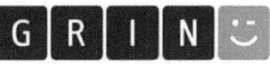

Bibliografische Information der Deutschen Nationalbibliothek:

Die Deutsche Bibliothek verzeichnet diese Publikation in der Deutschen National-bibliografie; detaillierte bibliografische Daten sind im Internet über http://dnb.d-nb.de/ abrufbar.

Dieses Werk sowie alle darin enthaltenen einzelnen Beiträge und Abbildungen sind urheberrechtlich geschützt. Jede Verwertung, die nicht ausdrücklich vom Urheberrechtsschutz zugelassen ist, bedarf der vorherigen Zustimmung des Verlages. Das gilt insbesondere für Vervielfältigungen, Bearbeitungen, Übersetzungen, Mikroverfilmungen, Auswertungen durch Datenbanken und für die Einspeicherung und Verarbeitung in elektronische Systeme. Alle Rechte, auch die des auszugsweisen Nachdrucks, der fotomechanischen Wiedergabe (einschließlich Mikrokopie) sowie der Auswertung durch Datenbanken oder ähnliche Einrichtungen, vorbehalten.

Impressum:

Copyright © 2019 GRIN Verlag
Druck und Bindung: Books on Demand GmbH, Norderstedt Germany
ISBN: 9783346190499

Dieses Buch bei GRIN:

https://www.grin.com/document/541413

Alina Selinski

Der Zusammenhang zwischen Persönlichkeitsmerkmalen und Gesundheitsverhalten bei erwachsenen Personen

Der aktuelle Forschungsstand

GRIN Verlag

GRIN - Your knowledge has value

Der GRIN Verlag publiziert seit 1998 wissenschaftliche Arbeiten von Studenten, Hochschullehrern und anderen Akademikern als eBook und gedrucktes Buch. Die Verlagswebsite www.grin.com ist die ideale Plattform zur Veröffentlichung von Hausarbeiten, Abschlussarbeiten, wissenschaftlichen Aufsätzen, Dissertationen und Fachbüchern.

Besuchen Sie uns im Internet:

http://www.grin.com/

http://www.facebook.com/grincom

http://www.twitter.com/grin_com

FOM Hochschule für Ökonomie & Management Essen

Studienzentrum Hamburg

Berufsbegleitender Studiengang zum Bachelor of Arts
(Gesundheitspsychologie und Medizinpädagogik)

3. Semester

Seminararbeit im Modul Gesundheitspsychologie

Thema:

Persönlichkeit und Gesundheit – Wie ist der Zusammenhang von Persönlichkeitsmerkmalen und Gesundheitsverhalten bei erwachsenen Personen und sind die Merkmale veränderbar?

von

Alina Selinski

Abgabetermin: 25.02.2019   Hamburg, 25.02.2019

INHALTSVERZEICHNIS

III. ABBILDUNGS- UND TABELLENVERZEICHNIS

IV. ABKÜRZUNGSVERZEICHNIS

FFM   Fünf-Faktoren-Modell

WHO   engl. World Health Organization

(dt. Weltgesundheitsorganisation)

SOC   engl. sense of coherence

(dt. Kohärenzsinn)

TwinPaW   engl. Twin Study on Personality and Well-being

(dt. Zwillingsstudie zu Persönlichkeit und Wohlbefinden)

ILSE   Interdisciplinary Study on Adult Development

(dt. Interdisziplinäre Längsschnittstudie des Erwachsenenalters)

1. Einleitung

Gesundheit bildet nicht nur die Basis für eine leistungsstarke Gesellschaft, sondern trägt zudem entscheidend zum persönlichen Lebensglück jedes Einzelnen bei. Unzählige Menschen entwickeln ein immer größeres Bewusstsein für ihre persönliche Gesundheit. Fitness und Gesundheit werden den Menschen immer wichtiger. (Deutschlands Fitnessmarkt in Bestform | Deloitte Deutschland | Pressemitteilung 2019). Die bekannteste Definition des Begriffs Gesundheit ist unbestritten die von der WHO aus dem Jahr 1948: „Die Gesundheit ist ein Zustand des vollständigen körperlichen, geistigen und sozialen Wohlergehens und nicht nur das Fehlen von Krankheit oder Gebrechen.". Wohlbefinden ist subjektiv und wird aus der Perspektive eines Individuums betrachtet. Für jede Person ist Gesundheit etwas anderes.

So auch die Persönlichkeit - alle Menschen sind verschieden und reagieren in der gleichen Situation unterschiedlich. Persönlichkeitszüge spiegeln Kombinationen von untereinander verknüpften Gedanken, Gefühlen und Verhaltensweisen wider (Tempel 2016). Auch die Ressourcen sind nicht bei jeder Person identisch (siehe Tabelle). Bestimmte Formen des Erlebens und der Emotionsregulation stehen lange im Verdacht Risikofaktoren für die körperliche und psychische Gesundheit zu sein. Dazu zählen vor allem Neurotizismus, das Unterdrücken von Emotionen und die Feindseligkeit (Weber und Rammsayer 2005). Doch ist diese Annahme berechtigt?

Nicht jeder Mensch geht mit Belastungen und Gesundheitsvorsorgemaßnahmen gleich um. Doch warum ist das so?

Tabelle 1: Mögliche Ressourcen

Mögliche Ressourcen (nicht bei jeder Person identisch)
• Glaube
• Soziale Unterstützung
Entspannung
• Einkommen
• Netzwerke/ (berufliche) Kontakte
• Selbstvertrauen, Optimismus, realistischer Ehrgeiz
• Ausreichende Immunpotentiale
• …

Quelle: Eigene Darstellung

1.1 Leitfrage

Die vorliegende Arbeit beschäftigt sich mit der Frage, ob es einen Zusammenhang zwischen Persönlichkeitsmerkmalen und Gesundheitsverhalten bei erwachsenen Personen gibt und wenn ja, wie der aktuelle Forschungsstand zu dieser Thematik ist. Des Weiteren wird ein Augenmerk auf die Persönlichkeit gelegt – ist diese statisch oder veränderbar, sodass der Mensch seine Gesundheit beeinflussen kann?

1.2 Methodisches Vorgehen

Die Grundlage dieser Seminararbeit ist eine Literaturübersicht. Im ersten Kapitel wird in das Thema eingeleitet und die Leitfrage wird vorgestellt. Daraufhin folgt im nächsten Kapitel eine strukturierte Zusammenfassung der durchgeführten Literaturrecherche. Durch zahlreiche Recherche in Bibliotheken, im Internet und in Datenbanken wie EBSCO Discovery Services oder Google Scholar konnte geeignetes Quellenmaterial und Fachliteratur zum Thema Persönlichkeit und Gesundheit bei Erwachsenen identifiziert und im Verlauf dieser Arbeit argumentationsfähig eingebaut werden. Dabei wurden sowohl deutsche als auch englische Schlagwörter verwendet. Kriterien, nach denen die Quellen eingeschlossen wurden, waren neben der Relevanz unter anderem auch das Datum der Veröffentlichung. Zur besseren Übersicht wird an dieser Stelle eine Tabelle mit den wichtigsten Stichpunkten präsentiert.

Im späteren Kapitel werden die Ergebnisse der Studien kritisch reflektiert. Mögliche Lücken und Implikationen für Forschung und Praxis werden aufgezeigt. Zum Schluss folgt ein Praxistransfer zu dem Thema, in dem die Thematik auf die Praxis bezogen wird.

Das Thema wurde aus persönlichem Interesse gewählt.

1.3 Big Five

Zum besseren Verständnis wird hier das Big-Five-Modell, welches auch Fünf-Faktoren-Modell (FFM) genannt wird, erläutert. Es ist ein Ansatz zur umfassenden Beschreibung der menschlichen Persönlichkeit und besteht aus den Big Five. Diese sind fünf sehr stabile, unabhängige Faktoren - Offenheit, Gewissenhaftigkeit,

Extraversion, Verträglichkeit und Neurotizismus; das Resultat jahrzehntelanger Persönlichkeitsforschung (Wirtz 2017).

Das Big-Five-Modell wird von Psychologen und Hirnforschern genutzt, um den Charakter eines Menschen so gut es geht zu beschreiben (Engeln, 2017). Es ist die heutige Grundlage der modernen Persönlichkeitsforschung.

- Verträglichkeit

  (Menschen mit einer hohen Verträglichkeit sind herzlich, kooperativ und mitfühlend. Zudem sind sie als freundlich, hilfsbereit und sympathisch bekannt. Für Teamarbeit ist dieser Faktor bestens geeignet.)

- Gewissenhaftigkeit

  (Personen, die diesen Faktor in hohem Maße besitzen, sind zuverlässig, planen vorausschauend und arbeiten strukturierend. Zusätzlich streben sie häufig gute Leistungen an und neigen zur Disziplin.)

- Neurotizismus

  (Personen mit einem hohen Neurotizismus sind emotional labil, ängstlich und oft traurig. Sie machen sich häufig Sorgen, sind schnell gekränkt und bemitleiden sich gerne selbst.)

- Offenheit für Erfahrung

  (Typische Eigenschaften dieses Faktors sind Neugierde, Fantasie und Erfindertum. Menschen mit einer hohen Offenheit haben ein breites Interessenspektrum, sind aufgeschlossen für neue Erfahrungen und probieren gerne etwas Neues aus. Zudem suchen sie eher Aufregung und Abwechslung.)

- Extraversion

  (Extrovertierte Personen suchen den Kontakt mit anderen Menschen und neigen zur Geselligkeit. Extraversion umfasst Eigenschaften wie gesprächig und energiegeladen. Spaß und Optimismus wird von diesen Personen geliebt.)

2. Aktueller Forschungsstand

Die „Twin Study on Personality and Well-being" (dt. Zwillingsstudie zu Persönlichkeit und Wohlbefinden) von Spinath und Wolf aus dem Jahr 2006 erfasste detailliert mittels Fragebogenverfahren die Thematik der Persönlichkeit, der Gesundheit und des Gesundheitsverhaltens. Dabei wurden 302 erwachsene ein- und zweieiige Zwillingspaare, die im Durchschnitt 37 Jahre alt waren und zusammen aufwuchsen, einbezogen. Die groß angelegte Zwillingsstudie prüfte die Annahmen aus zwei theoretischen Modellen, dem Health Behavior Modell und dem Constitutional Predisposition Modell. Beide Modelle versuchen Mechanismen zu erklären, die dem Zusammenhang von Persönlichkeit und Gesundheit zugrunde liegen.

Die Studie brachte folgende Befunde mit sich:

> ➢ Extraversion, Verträglichkeit und Gewissenhaftigkeit wirken sich günstig auf die Gesundheit aus

> ➢ „Gewissenhafte Studienteilnehmer bewegten sich viel und ernährten sich gesund"

> ➢ Neurotizismus und habituelle Gesundheit korrelieren negativ miteinander

> ➢ Neurotizismus ist mit einer erhöhten Morbidität verbunden

> ➢ Offenheit und Verträglichkeit korrelieren positiv mit sportlicher Aktivität

Im Endergebnis stellte sich heraus, dass ein Zusammenhang zwischen Persönlichkeit und Gesundheit besteht und, dass mithilfe des Health Behavior Modells das Gesundheitsverhalten in gewissem Ausmaß den Zusammenhang zwischen Persönlichkeit und Gesundheit vermittelt (Maas & Spinath 2012).

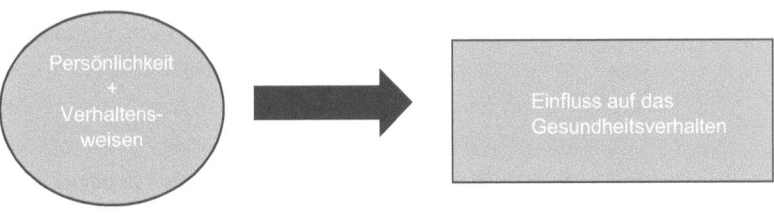

Quelle: Eigene Darstellung

Die Studie „Interdisciplinary Study on Adult Development (ILSE)" (dt. Interdisziplinären Längsschnittstudie des Erwachsenenalters) von 2010 beschäftigte sich mit der Frage, ob sich die Persönlichkeit im mittleren Erwachsenenalter verändert. Gleichzeitig wurden die Stabilität, Mittelwertsveränderungen und individuelle Veränderungen von Persönlichkeitseigenschaften bei 323 Erwachsenen, im Alter von 42 bis 46 Jahren zu Beginn der Studie, untersucht. Insgesamt dauerte die Studie 12 Jahre und beinhaltete drei Messzeitpunkte. Auf dieser Basis wurde herausgefunden, dass Neurotizismus und Extraversion von Veränderung auf der individuellen Ebene gekennzeichnet sind (Lehmann et al. 2010).

Überdauernde Persönlichkeitszüge können die Lungenfunktion beeinflussen; dies fand eine amerikanische Studie, die 2017 veröffentlicht wurde, heraus. Die Lungenfunktion kann man mutmaßlich auf die gesamte Gesundheit projizieren, denn die Lunge ist ein unentbehrliches Organ im menschlichen Körper – ohne die beiden Lungenflügel kann der Mensch nicht atmen und nicht leben. Die repräsentative Langzeitstudie wurde in zwei Messzeiträume unterteilt. Insgesamt nahmen in der ersten Hälfte 12670 Personen und in der zweiten Hälfte 9362 Personen teil. Atemnot und PeakFlow wurden untersucht. Als Ergebnis kam heraus, dass Persönlichkeitszüge - insbesondere Neurotizismus und Gewissenhaftigkeit - konsistente Prädikatoren von Lungenfunktion und -erkrankung bei Erwachsenen sind (Terracciano et al. 2017).

Im Jahr 2017 wurden mithilfe „A systematic review of personality trait change through intervention" 207 Studien, die mit mehr als 20000 Menschen durchgeführt wurden, überprüft und es wurde herausgefunden, dass sich die Persönlichkeitseigenschaften verändern können. Somit ist bewiesen, dass die Persönlichkeit nicht statisch ist und nicht von Geburt an festgelegt. Die Resultate demonstrieren, dass die Persönlichkeit sich entwickeln kann. Die überprüften Studien enthielten Interventionen, die im Krankenhaus oder ambulant stattfanden. Verwendet wurden psychopharmakologische Behandlungen, supportive oder psychotherapeutische Beratung, Kognitive Verhaltenstherapie oder eine Kombination mehrerer Ansätze.

Die nachfolgende Tabelle dient lediglich der Übersicht.

Tabelle 2: Übersicht

Jahr	Name	Ergebnis
2006	TwinPaW	Zusammenhang zwischen Persönlichkeit und Gesundheit besteht
2016	Personality and Lung Function in Older Adults	Traits können die Gesundheit beeinflussen
2010	Interdisciplinary Study on Adult Development	Persönlichkeit ändert sich im Erwachsenenalter
2017	A systematic review of personality trait change through intervention	Persönlichkeit ist nicht statisch

Quelle: Eigene Darstellung

3. Diskussion

3.1 kritische Reflektion und Beantwortung der Fragestellung

Unter Betrachtung der Leitfrage und dem Vergleich der untersuchten Studien lassen sich Parallelen feststellen. Die wesentlichen Argumentationen der vorgestellten Studien sprechen dafür, dass es einen Zusammenhang zwischen Persönlichkeit und Gesundheit gibt. Zudem wird festgestellt, dass sich Persönlichkeitsmerkmale noch im Erwachsenenalter ändern lassen.

Die vorgestellten Studien sind qualitativ gut und leisten großartige Ergebnisse, mit denen man durchaus arbeiten kann. Man kann die Ergebnisse als bedeutende Vorhersagen sehen und die Resultate sind deutliche Anhaltspunkte für die Wissenschaft der Gesundheitspsychologie. Doch in jeder der Studie sind Einschränkungen zu finden. Generell ist eine Vergrößerung der Stichprobenauswahl notwendig - so ist keine repräsentativ für die weltweite gesamte Bevölkerung.

3.2 Implikation für Forschung und Praxis

Die erzielten Ergebnisse lassen sich hervorragend für Forschungsarbeiten verwenden. Die Förderung der Persönlichkeitseigenschaften lässt sich zur Prophylaxe von bestimmten Krankheiten benutzen. Zudem ist durch die Gesundheitspsychologie und den Zusammenhang von Persönlichkeit und Gesundheit eine Früherkennung gesundheitsriskanter Persönlichkeitsdispositionen möglich und entsprechende Maßnahmenplanung ist besser einzuleiten.

Der besondere Fokus liegt bei dem Big 5-Persönlichkeitsfaktor Neurotizismus und Gesundheit:

* Personen mit einem hohen Maß an Neurotizismus können oft weniger gut mit Stress umgehen.
* Personen mit einem hohen Maß an Neurotizismus sind tendenziell Burnout gefährdeter.
* Personen mit einem hohen Maß an Neurotizismus beklagen sich häufig über mehr körperliche Beschwerden.
* Personen mit einem hohen Maß an Neurotizismus haben insgesamt eine geringere Lebenszufriedenheit.

❖ Bei Personen mit einem hohen Maß an Neurotizismus ist eine häufigere Einnahme von Psychopharmaka festzustellen.

❖ Personen mit einem hohen Maß an Neurotizismus weisen eine höhere Herzfrequenz und eine geringere Lebenserwartung auf.

All diese Kenntnisse können gezielt in die aktuelle Wissenschaft und Forschung einfließen. Zudem dienen sie unter anderem auch der Entwicklung von präventiven Konzepten zur Vorbeugung von gesundheitsgefährdenden Verhalten. Das menschliche und persönliche Verhalten, bezogen auf die Gesundheit, lässt sich dank der Schlüsse der Studien noch deutlicher vorhersagen und erklären. Sie dienen des Weiteren zur Entwicklung von Interventionen und Modifikationen des Verhaltens innerhalb der Psychologie.

4. Praxistransfer

Die Begegnung des Zusammenhangs von Persönlichkeit und Gesundheit bei Erwachsenen ist im (Berufs-)Alltag häufig zu beobachten. Coping-Strategien sind bei Mitarbeitern im beruflichen Umfeld genauso vielfältig wie im privaten Umfeld. Einige Personen nutzen gesundheitserhaltende und -fördernde Bewältigungsstrategien wie körperlich aktiv sein, sich in die Natur an die frische Luft begeben, die Pflege kollegialer Kontakte oder Schutzimpfungen wahrnehmen; einige nutzen eher gesundheitsschädliche Strategien wie den Genuss von Alkohol, Nikotin oder andere Suchtmittel oder die Mitnahme von Anspannung nach Hause.

In diesem Beispiel geht es um einen Lieferdienst. Im Office agieren viele verschieden Berufe – Mitarbeiter im Customer Support, Produktentwickler, Webdesigner, Mitarbeiter im Marketing, und noch einige andere. Die Annahmen in diesem Beispiel basieren auf eigenen Erfahrungen oder der Erfahrungen und Erzählungen der anderen Kollegen.

Es gibt Mitarbeiter, die Spannungen mit sich selbst auszutragen, und sich versuchen abzulenken, sobald sie in Stresssituationen geraten. Dies hängt damit zusammen, dass diese Personen introvertiert und eher in sich gekehrt sind. Sie sind meistens verschlossen, reden eher nicht gerne über ihre Gefühle und beteiligen sie fast nie an Teamevents, sondern sind auf das eigene Seelenleben gerichtet. Der Grund dafür ist, dass Personen mit niedrigen Extraversionswerten nicht gerne unter Menschen sind. Bei diesem Punkt ist Vorsicht geboten, denn eine bewusste Unterdrückung von subjektiv erlebten Emotionen und der nicht vorhandene Austausch darüber kann langfristig gesehen negative Auswirkungen auf die Gesundheit haben (Vollmann & Weber 2005). Zudem arbeiten diese Mitarbeiter lieber allein, was nichts Negatives heißt, denn auch auf diesem Weg kann eine Produktivität sichergestellt werden. Mitarbeiter, die einen niedrigen Extraversionswert aufweisen, sind eher ruhig und zurückhaltend. Sie erzählen öfters davon, dass sie nicht viel zu sagen haben, wenn sie zum Arzt gehen. Wenn sie reden, dann erzählen sie für gewöhnlich nur das Notwendigste.

Mitarbeiter mit einem hohen Extraversionswert besitzen häufig einen hohen Selbstwert und Optimismus. Dieser kann sich positiv auf das subjektive Wohlbefinden auswirken und wird als allgemeine Ergebniserwartung im positiven Sinne verstanden. Vorteil von Optimismus: Wenn man die Zukunft als rosig wahrnimmt, dann werden Stress und Sorgen reduziert. Unrealistischer Optimismus kann allerdings zu riskantem Verhalten führen (Sharot 2012).

Suche nach Rückhalt bei guten Freunden, Familie und dem Partner ist eine häufig zu beobachtende Bewältigungsstrategie. Die Priorisierung der persönlichen Aufgaben zählt zu einer der beliebtesten Stressbewältigungs- und Stress-Vermeiden-Strategien – diese zeigt sich, indem viele Mitarbeiter auf der Arbeit eine To-Do-Liste führen, in der sie ihre Tätigkeiten strukturieren und planen. Diese Taktik hängt mit dem Big-Five-Faktor Gewissenhaftigkeit zusammen. Mitarbeiter, mit einem hohen Maße an Gewissenhaftigkeit sind fast immer gut organisiert und streben nach Disziplin. Eine gewissenhafte Person wird sich ein stabiles soziales Umfeld und ein sicheres berufliches und familiäres Umfeld schaffen, das Stresssituationen mindert und somit den negativen Einfluss auf die Gesundheit senkt. Einen hohen Kohärenzsinn (engl. sense of coherence - SOC) lässt sich bei Mitarbeitern, die ein hohes Maß an Gewissenhaftigkeit haben, oft beobachten.

Zudem kooperieren sie mit dem behandelnden Arzt. Sie zeigen gute Adhärenz und befolgen genau die Anweisungen – z.B. konsequente Medikamenteneinnahme.

Die Selbstwirksamkeitserwartung gehört zu diesem Persönlichkeitsfaktor. Je höher die Selbstwirksamkeitserwartung eines Individuums ist, umso erfolgreicher ist das angestrebte Gesundheitsverhalten. So wird ein Raucher mit einer hohen Selbstwirksamkeitserwartung erfolgreicher mit dem Rauchen aufhören, als ein Raucher mit einer niedrigen Selbstwirksamkeitserwartung und damit positiv auf seine Gesundheit einwirken können.

Personen mit hohem Neurotizismus neigen dazu, leicht negative Emotionen zu empfinden. Dies lässt sich häufig im Berufsalltag eines Mitarbeiters im Kundenservice beobachten. Wenn Anrufe wegen Beschwerden ankommen und der Anrufer sehr aufgebracht und wütend ist, dann reagiert der Mitarbeiter mit einem hohen Maße an Neurotizismus nicht selten emotional und ist schneller leicht aus der Fassung zu bringen. Er hat anschließend Mühe klar zu denken. Zusätzlich wird Neurotizismus mit Feindseligkeit und Ärger assoziiert.

In Bezug auf die Gesundheit, lässt sich sagen, dass eine Person mit hohem Neurotizismus sich viele Gedanken und Sorgen macht. Die Vielzahl von negativen Gedanken und Sorgen, die sich um mögliche Vorstellungen oder drohende Ereignisse in der Zukunft drehen, können den Organismus genauso stark erregen wie konkrete Bedrohungen. Eine Stressreaktion wird allein schon ausgelöst, wenn ein gefürchtetes Ereignis nur vorgestellt wird (Mainka-Riedel 2013). Nachweislich führt Stress zu einer erhöhten Ausschüttung von Stresshormonen wie Adrenalin und Kortisol. Durch Adrenalin wird nicht nur der Blutdruck, die Herz- und Atmungsfrequenz erhöht, auch werden die Bronchien erweitert. Bei einem hohen Kortisol-Spiegel im Körper folgt eine schlechte Immunabwehr.

Mitarbeiter, die im Bereich Webdesign arbeiten, sind sehr kreativ und fantasievoll. Erst durch sie werden die benötigte Website und Flyer optisch ansprechend, attraktiv und einladend. Im Betrieb sind diese Mitarbeiter dafür bekannt, dass sie sehr neugierig und experimentierfreudig sind. Für diese Eigenschaften ist der Faktor Offenheit für Erfahrung verantwortlich. Diese Personen probieren gerne neue Ansätze oder Methoden zur Heilung einer Erkrankung wie z. B. Erkältung aus und stehen generell Neuem aufgeschlossen gegenüber. Routine meiden die Personen, die ein hohes Maß an Offenheit für Erfahrung haben; aus diesem Grund haben solche Mitarbeiter meistens verschiedene Aufgaben zu tätigen und begrüßen neue Herausforderungen gerne.

Der Big-Five-Persönlichkeitsfaktor Verträglichkeit beinhaltet die Eigenschaften Verständnis, Mitgefühl und Vertrauen. Hohe Ausprägungen sind zusätzlich gekennzeichnet durch Gutgläubigkeit, Versöhnlichkeit und Aufrichtigkeit. Mitarbeiter, die ein nicht so hohes Maß an Verträglichkeit aufweisen, arbeiten nicht so gut im Teamwork. Im Unternehmen gibt es Personen, die eher egoistisch und arrogant handeln. Sie misstrauen anderen Kollegen und nehmen ihre Hilfe selten an. Bezogen auf die Gesundheit wollen sie meist ihre Erkältung allein auskurieren. Freunde und Kollegen möchten sie in der Phase nicht gerne um sich haben.

5. Fazit

Die vorgestellten Studien haben einen Zusammenhang zwischen Persönlichkeit und Gesundheit bestätigt. Die Wichtigkeit von Persönlichkeitsmerkmalen in Bezug auf die Auswirkung der Gesundheit wird innerhalb der Persönlichkeitspsychologie mehr als deutlich. Die Persönlichkeitsmerkmale gehen mit gesundheitsfördernden oder gesundheitsgefährdenden Verhaltensweisen einher und nehmen Einfluss auf die Gesundheit eines Individuums.

Eine depressive Person wird eher zu Suchtmitteln greifen als eine psychisch stabile Person. Angst begünstigt die Erkrankung des Herz-Kreislaufsystems.

Des Weiteren wurde bewiesen, dass die Persönlichkeit nicht statisch, sondern auch im Erwachsenenalter veränderbar ist. Die Persönlichkeit eines Menschen ist im Laufe des Lebens relativ stabil. Drastisch umorganisieren kann man die Persönlichkeit leider oder zum Glück nicht - man kann nicht einen introvertierten Menschen in eine extravertierte Person verwandeln. Doch man kann sich dennoch weiterentwickeln und seine Persönlichkeit entwickeln.

V

V. LITERATURVERZEICHNIS

2019. *Deutschlands Fitnessmarkt in Bestform | Deloitte Deutschland | Pressemitteilung.* Available at: <https://www2.deloitte.com/de/de/pages/presse/contents/studie-2018-deutschlands-fitnessmarkt-in-bestform.html> [Accessed 24 February 2019]

H. ENGELN, R. H. Wer bin ich? BIG-FIVE-MODELL. Fünf Charakterzüge, die jeder hat: So entschlüsseln Psychologen unser Wesen. *GEO Kompakt*

LEHMANN, R. et al., 2010. *Persönlichkeitsentwicklung im mittleren Erwachsenenalter.* Hogrefe Verlag Göttingen. Available at: <https://econtent.hogrefe.com/doi/full/10.1026/0049-8637/a000008> [Accessed 23 February 2019]

MAAS, H., and SPINATH, F. M., 2012. *Persönlichkeit und Gesundheit.* Hogrefe Verlag Göttingen. Available at: <https://econtent.hogrefe.com/doi/10.1026/0943-8149/a000071> [Accessed 18 February 2019]

MAINKA-RIEDEL, M., 2013. *Stressmanagement-- Stabil trotz Gegenwind. Wie Sie Ihren eigenen Weg zu gesunder Leistungsfähigkeit finden.* Wiesbaden [Germany]: Springer Gabler

SHAROT, T., 2012. *The science of optimism. Why We're Hard-Wired for Hope.* 1st ed. New York: TED Conferences

TEMPEL, M., 2016. Lunge und Persönlichkeit: Wirkt ein "gesunder Neurotizismus" tatsächlich lebensverlängernd?

TERRACCIANO, A. et al., 2017. Personality and Lung Function in Older Adults. *The journals of gerontology. Series B, Psychological sciences and social sciences*, 72(6), 913–921

VOLLMANN, M., and WEBER, H., 2005. *Gesundheitspsychologie.* Available at: <https://kops.uni-konstanz.de/bitstream/123456789/11098/1/Vollmann_Gesundheitspsychologie.pdf>

WEBER, HANNELORE UND RAMMSAYER, THOMAS, ed., 2005. *Handbuch der Persönlichkeitspsychologie und differentiellen Psychologie* Handbuch der Psychologie, 2. Göttingen: Hogrefe

WIRTZ, M. A., ed., 2017. *Dorsch - Lexikon der Psychologie.* 18., überarbeitete Auflage. Bern: Hogrefe

BEI GRIN MACHT SICH IHR
WISSEN BEZAHLT

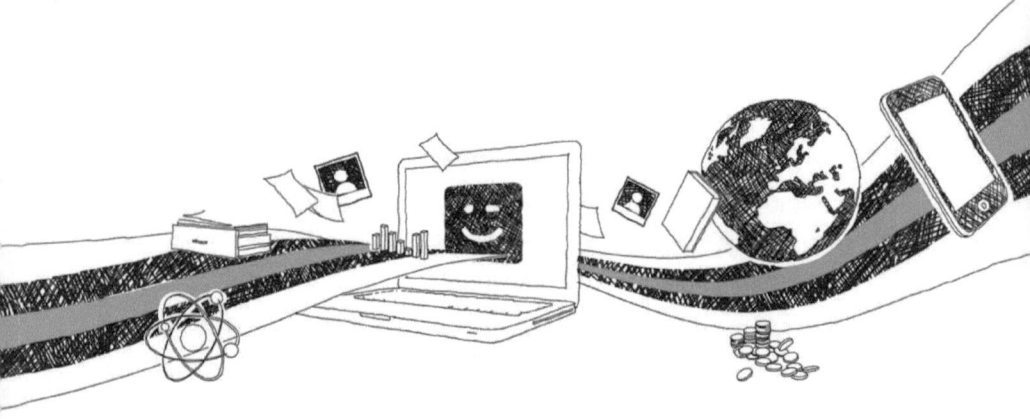

- Wir veröffentlichen Ihre Hausarbeit,
  Bachelor- und Masterarbeit

- Ihr eigenes eBook und Buch -
  weltweit in allen wichtigen Shops

- Verdienen Sie an jedem Verkauf

Jetzt bei www.GRIN.com hochladen
und kostenlos publizieren

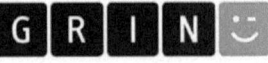